Mandalas para superar la depresión

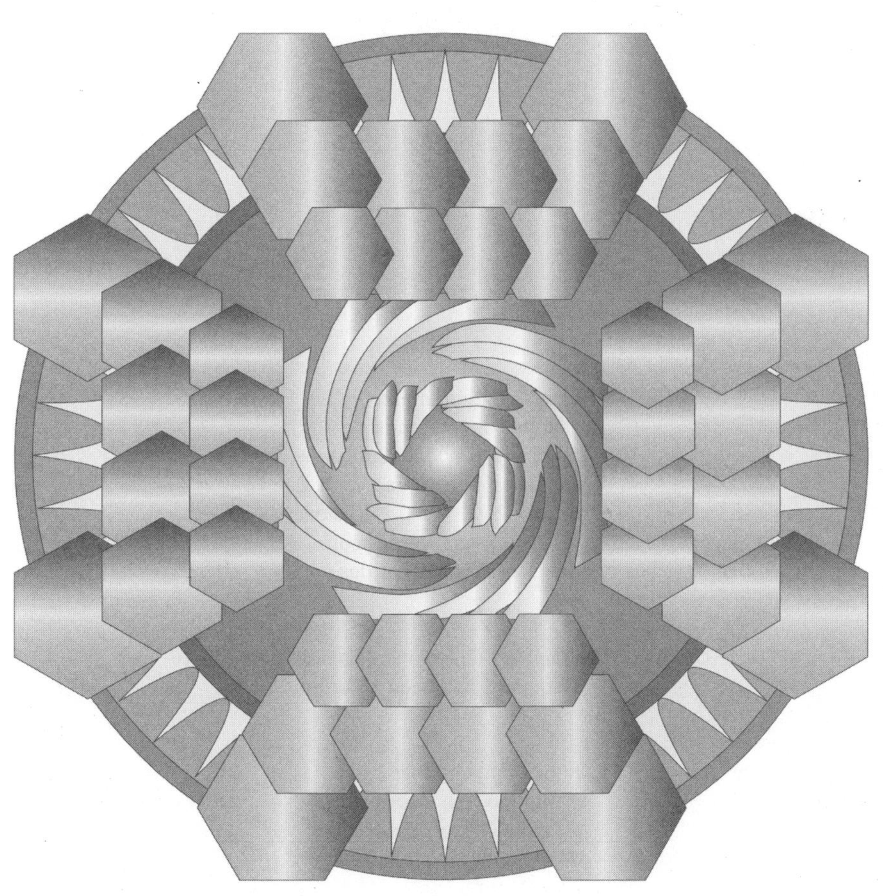

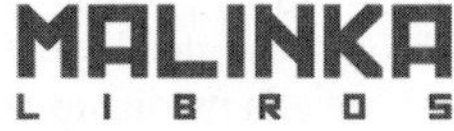

Autores de las citas:

1. Stephen Crane; 2. Franklin D. Roosevelt; 3. Bías de Priene;
4. Proverbio oriental; 5. Anatole France; 6. François de La Rochefoucauld;
7. Eurípides; 8. John D. Rockefeller; 9. J. J. Engel; 10. Anónimo;
11. Proverbio ruso; 12. E. Hubrard; 13. Séneca; 14. Proverbio árabe;
15. Anónimo; 16. Proverbio chino; 17. Francisco de Quevedo.

Primera edición: marzo de 2011
Segunda edición: junio de 2011
Publicado por Malinka Libros

Aragón, 259, 08007 Barcelona
www.terapiasverdes.com
ediciones@terapiasverdes.com

Diseño de la cubierta y de los mandalas: Roger Hébrard
Maquetación: Roger Hébrard

Impresión: Gráficas 94, S. L.
Polígono Can Casablancas,
calle Garrotxa, nave 5
08192 Sant Quirze del Vallès

Depósito legal: B-22.900-2011
ISBN: 978-84-938709-7-3

Introducción

La depresión es un trastorno asociado a fenómenos de inhibición y dolor moral.
La inhibición implica cansancio, relentización de la actividad y trastornos de la memoria.
El dolor moral se manifiesta con una reducción de la autoestima
y el surgimiento de sentimientos de culpa.
La depresión genera tristeza, desinterés, indiferencia,
tendencia al aislamiento y a la irritabilidad.
Para superarla conviene intensificar la relación con los demás, sea familiar,
amistosa o laboral, y hablar sin complejos de los propios problemas.
¡Concéntrate y colorea estos mandalas; tu mente se liberará de sentimientos negativos
y entrarás en el camino que te hará superar la depresión.
Lee lo que sigue y sabrás porqué estos dibujos te ayudarán.

Las diferentes filosofías y creencias orientales vienen utilizando los mandalas tanto como expresión plástica de la persona que se encamina hacia la progresión espiritual, como una ayuda o soporte a la concentración y a la meditación.

Aunque los diseños pueden ser muy variados, ya que en unos domina la abstracción geométrica y en otros las representaciones naturalistas, la estructura radial sigue prevaleciendo como común denominador.

En la primera mitad del siglo XX, el psicoanalista Carl G. Jung se ocupó extensamente de los mandalas, convirtiéndolos en una técnica de autoconocimiento y una ayuda a la terapia.

"Todos los mandalas –dice Jung– están basados en la cuadratura del círculo. Su motivo básico es la premonición de un centro de la personalidad, una especie de punto central dentro de la psique, con el que todo está relacionado, mediante el cual todo está ordenado y que es en sí mismo una fuente de energía.

»El mandala te abre las puertas hacia el interior de ti mismo y tu sabiduría interna, te proporciona un refugio donde sentirte a salvo de ese mundo exterior lleno de estrés y confusión y te aporta una sensación de paz y calma."

Todos los manuales coinciden en un doble consejo básico. Si quieres potenciar tu capacidad de exteriorizar los sentimientos y emociones, es mejor empezar a colorear desde el centro hacia la periferia. Si, por el contrario, quieres potenciar el autoconocimiento y la introspección, empieza a colorear por el límite exterior hasta llegar al centro.

El uso de los colores en los mandalas tiene un significado especial, relacionado con el estado de ánimo de quien los colorea:

Blanco: vacío, pureza, iluminación, perfección.
Negro: muerte, misterio, ignorancia, limitación personal.
Gris: neutralidad, sabiduría, renovación.
Rojo: masculino, sensualidad, amor, pasión, arraigamiento.
Azul: tranquilidad, paz, felicidad, satisfacción, alegría.
Amarillo: sol, luz, jovialidad, simpatía, receptividad.
Naranja: energía, dinamismo, ambición, ternura, valor.

Rosa: aspectos femeninos e infantiles, dulzura, altruismo.

Morado: amor al prójimo, idealismo y sabiduría.

Verde: naturaleza, equilibrio, crecimiento, esperanza.

Violeta: música, magia, espiritualidad, transformación, inspiración.

Oro: sabiduría, claridad, lucidez, vitalidad.

Plata: capacidades extrasensoriales, emociones fluctuantes, bienestar.

De todas formas, con la práctica llegarás al convencimiento de que, con la excepción de recetas preconcebidas, la mejor estrategia se basa en dejar fluir intuición y sentimientos.

Los mandalas te ayudarán a contactar con tu esencia, lo que dará paso al respeto y a la aceptación de ti mismo, a un incremento de tu capacidad intuitiva y de la sensibilidad de tus sentidos, te relacionarás mejor con el mundo exterior y expandirás tu conciencia.

En la vida cotidiana verás atenuado tu estrés, fortalecidas tu capacidad de concentración y tu paciencia, y aumentará tu sensación de calma, armonía y bienestar general.

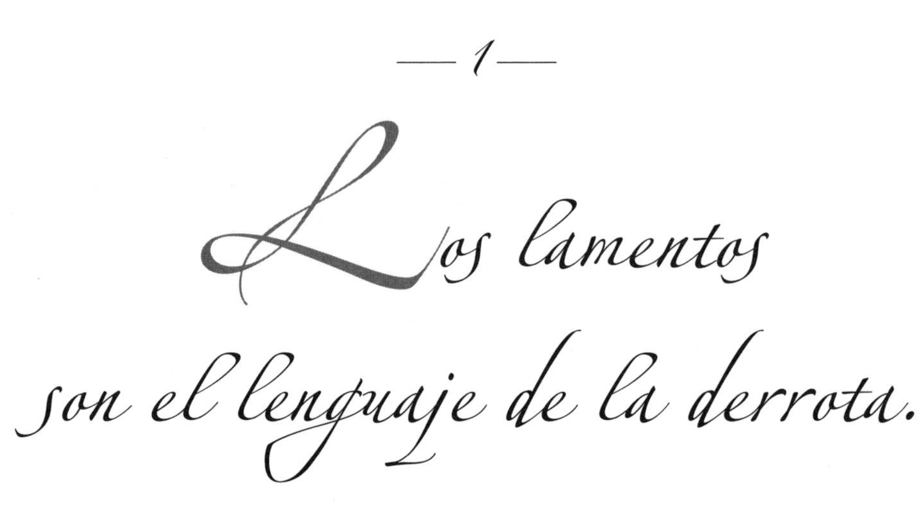

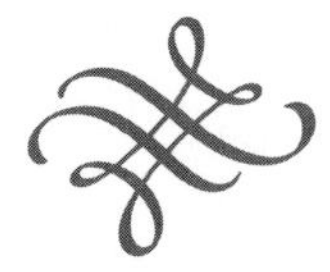

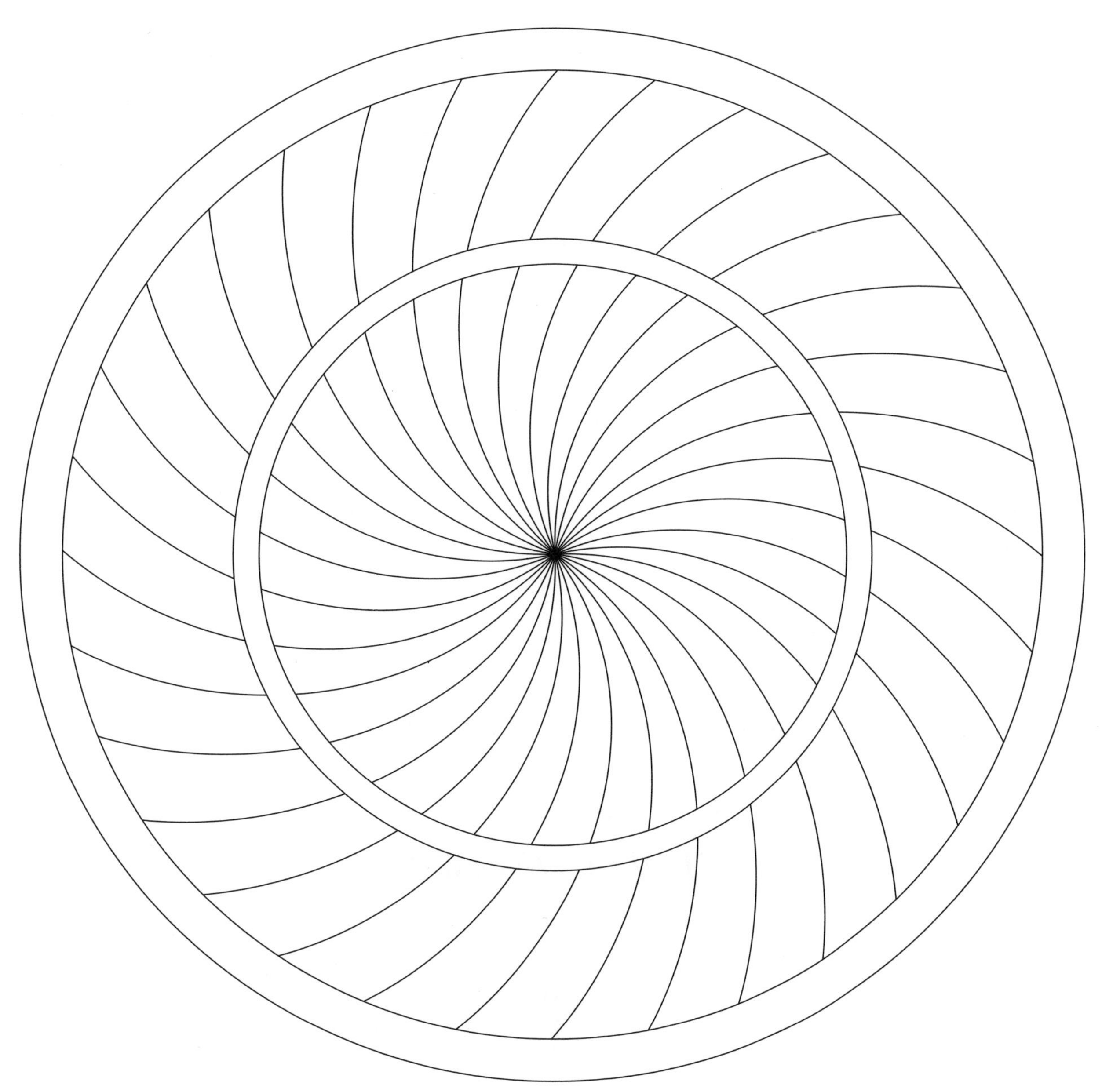

— 2 —

De lo único que debemos tener miedo es del miedo.

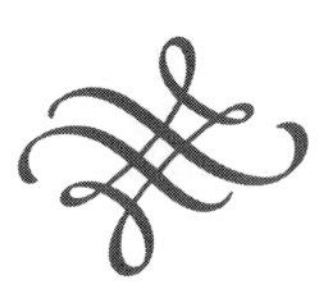

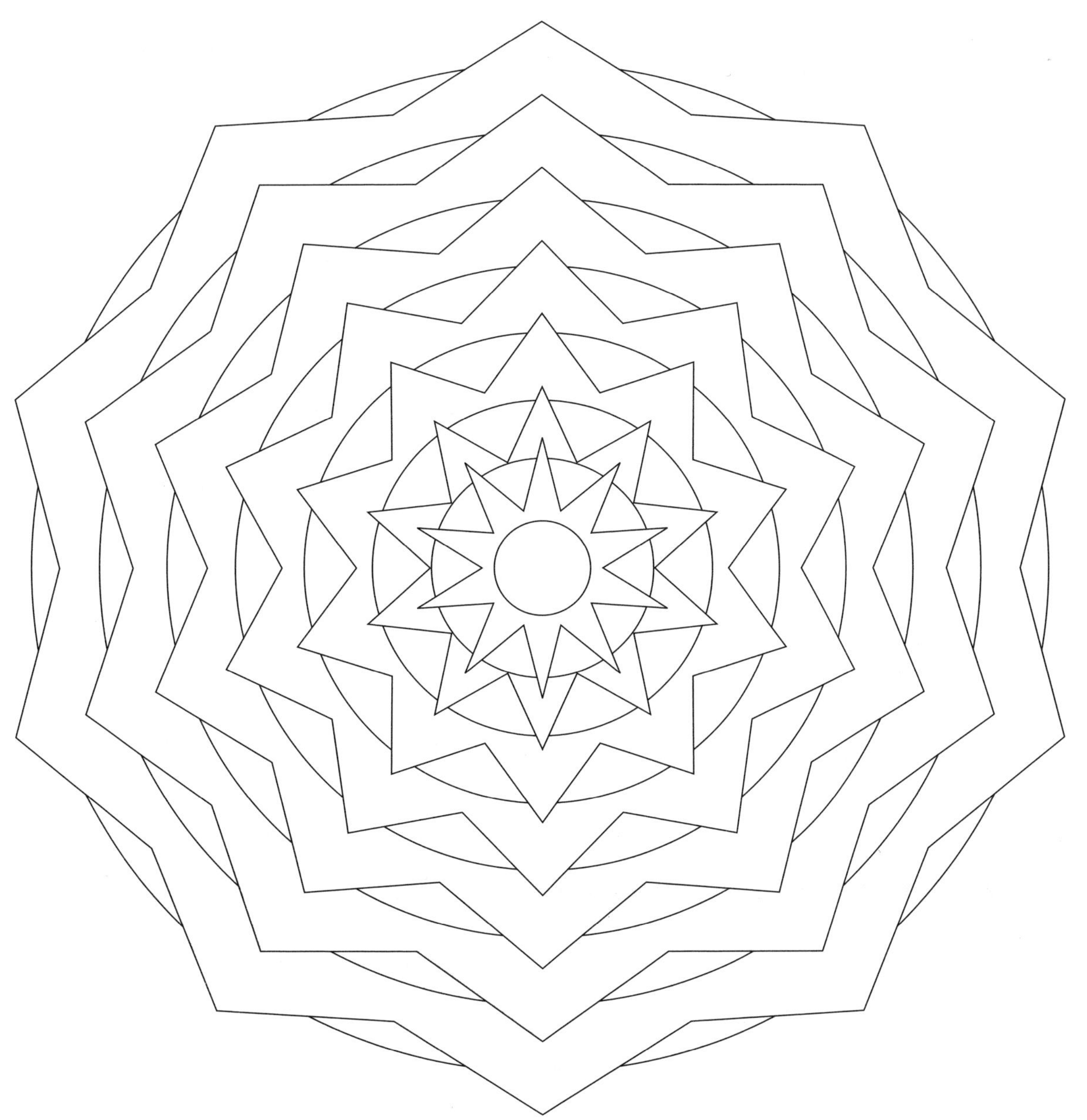

— 3 —

Serás doblemente desgraciado si no sabes sobrellevar tu desgracia.

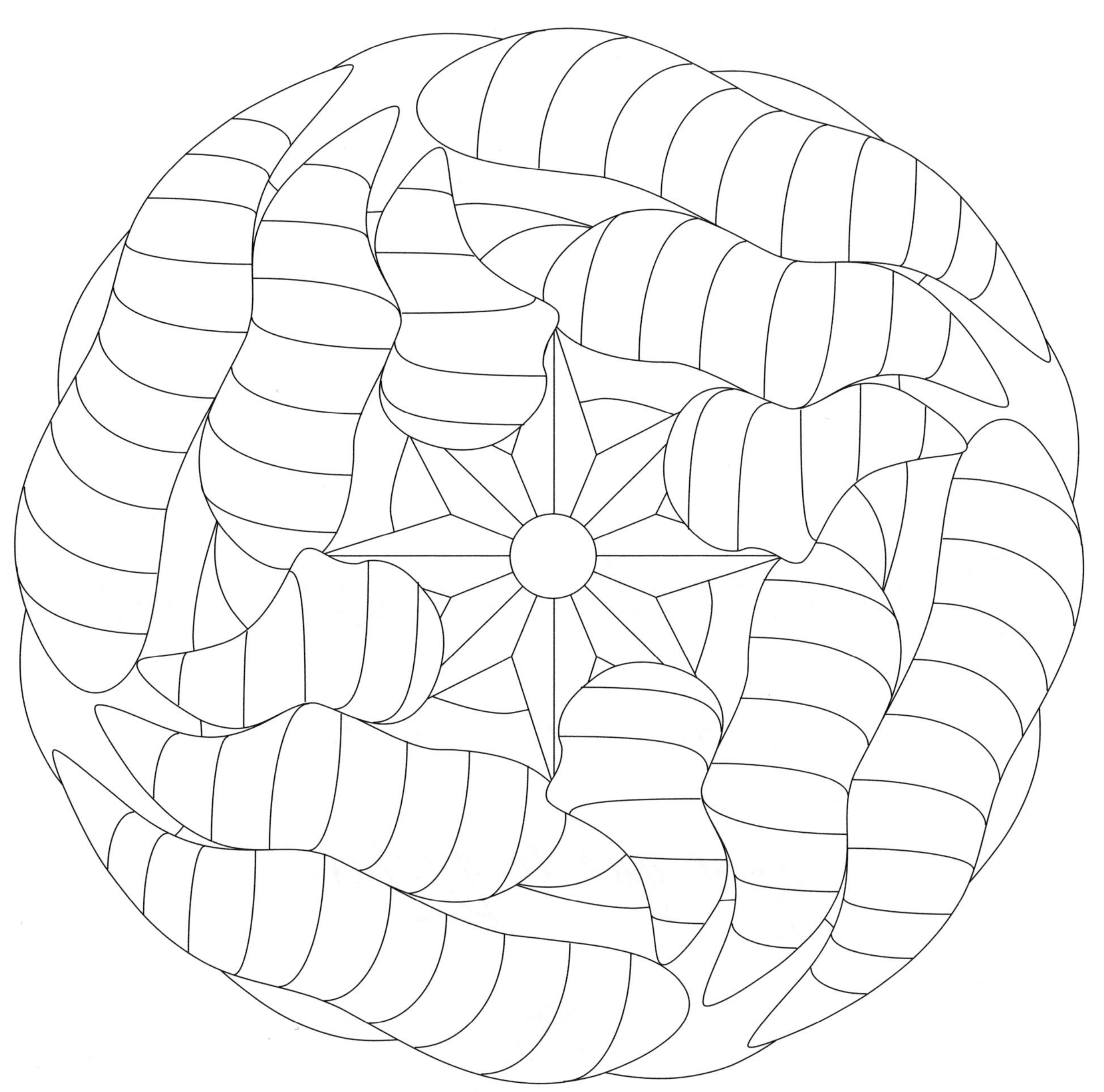

— 4 —

Si tiene remedio, ¿por qué te quejas?
Si no tiene remedio,
¿por qué te quejas?

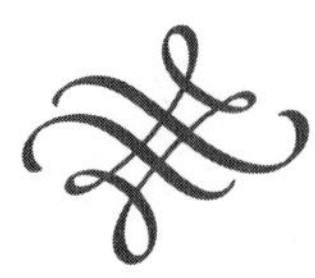

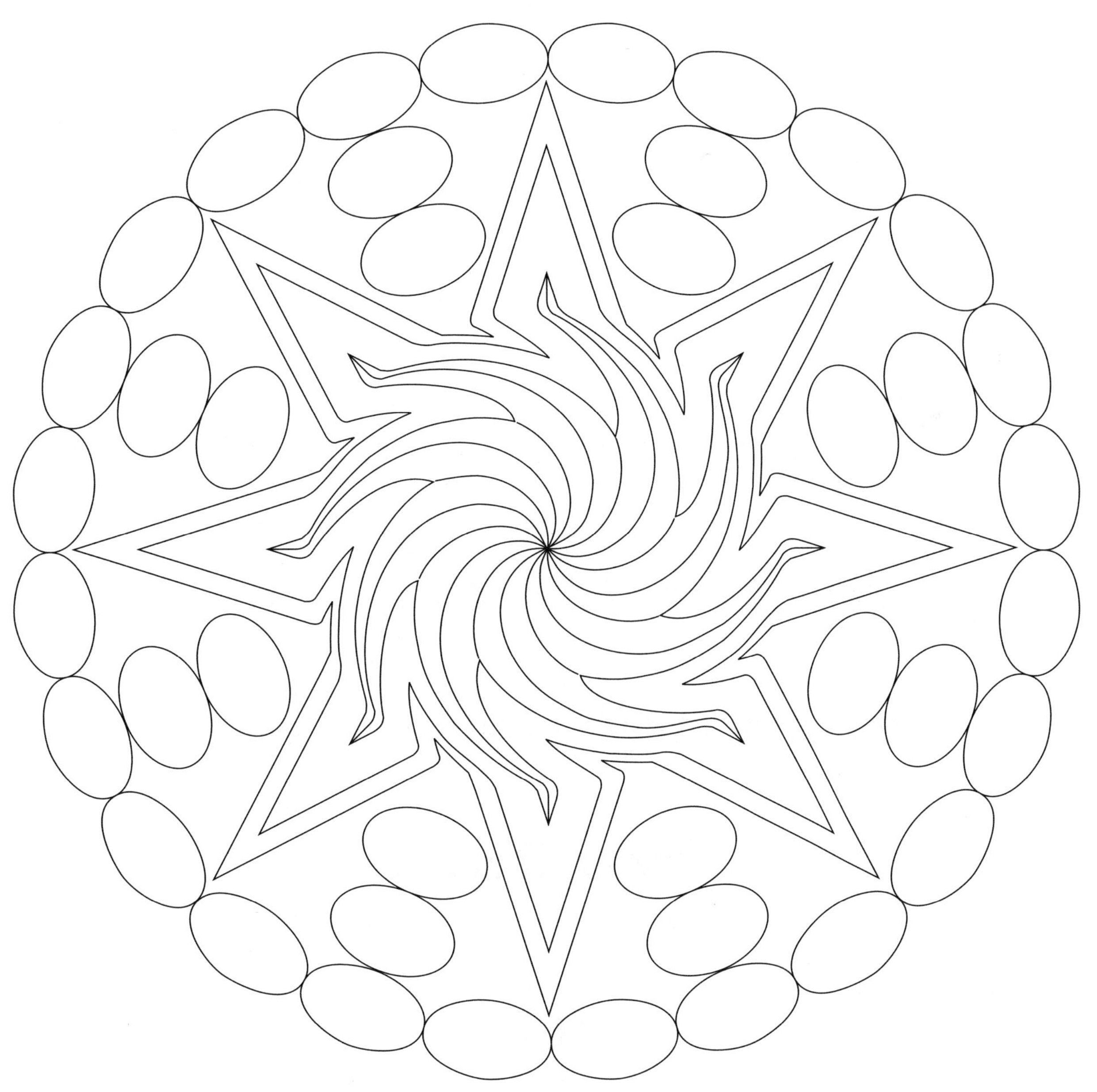

—5—

Si exageràsemos nuestras alegrías como hacemos con las penas, nuestros problemas perderían importancia.

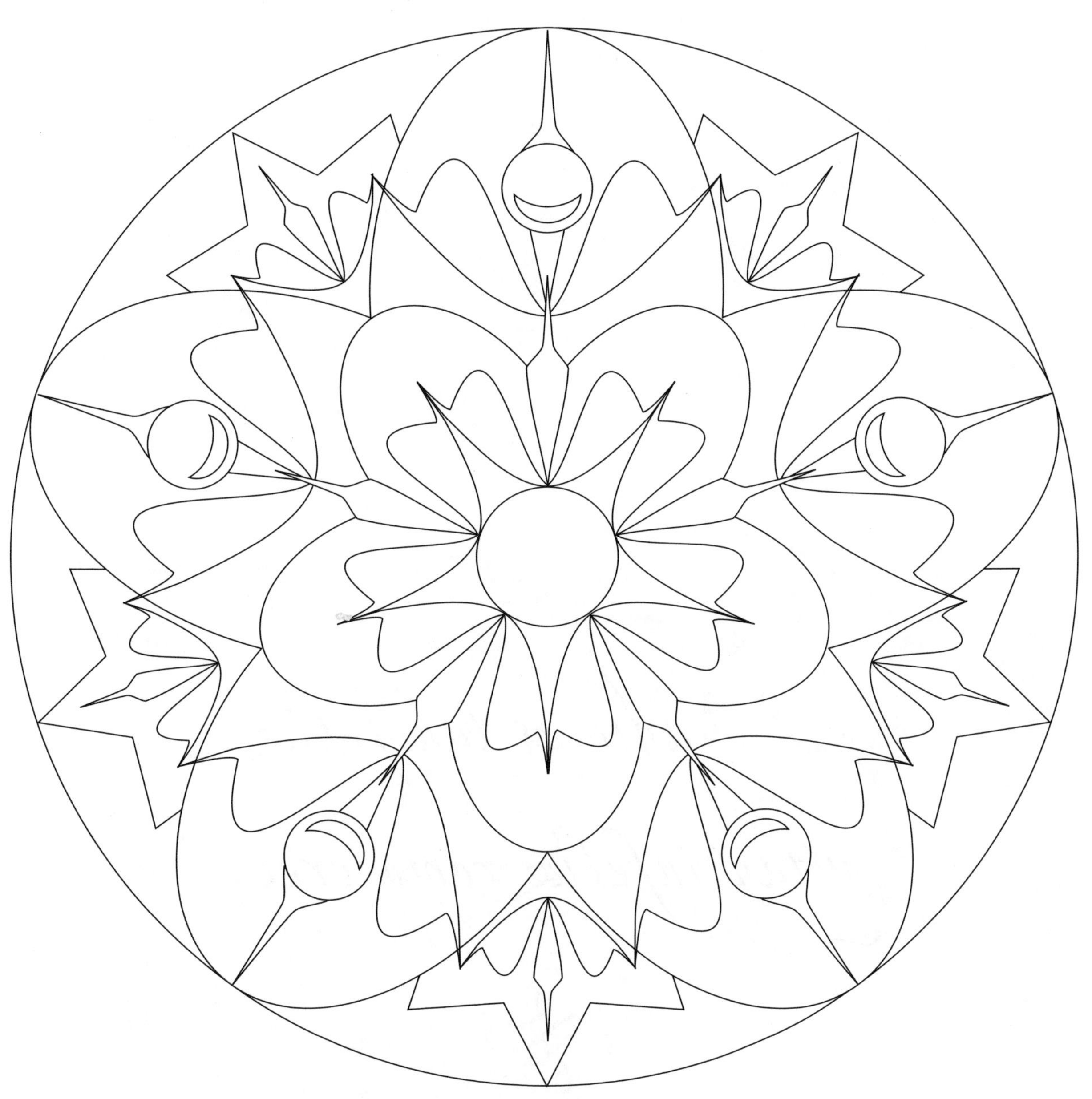

—6—

Nadie es tan feliz y tan infeliz como cree.

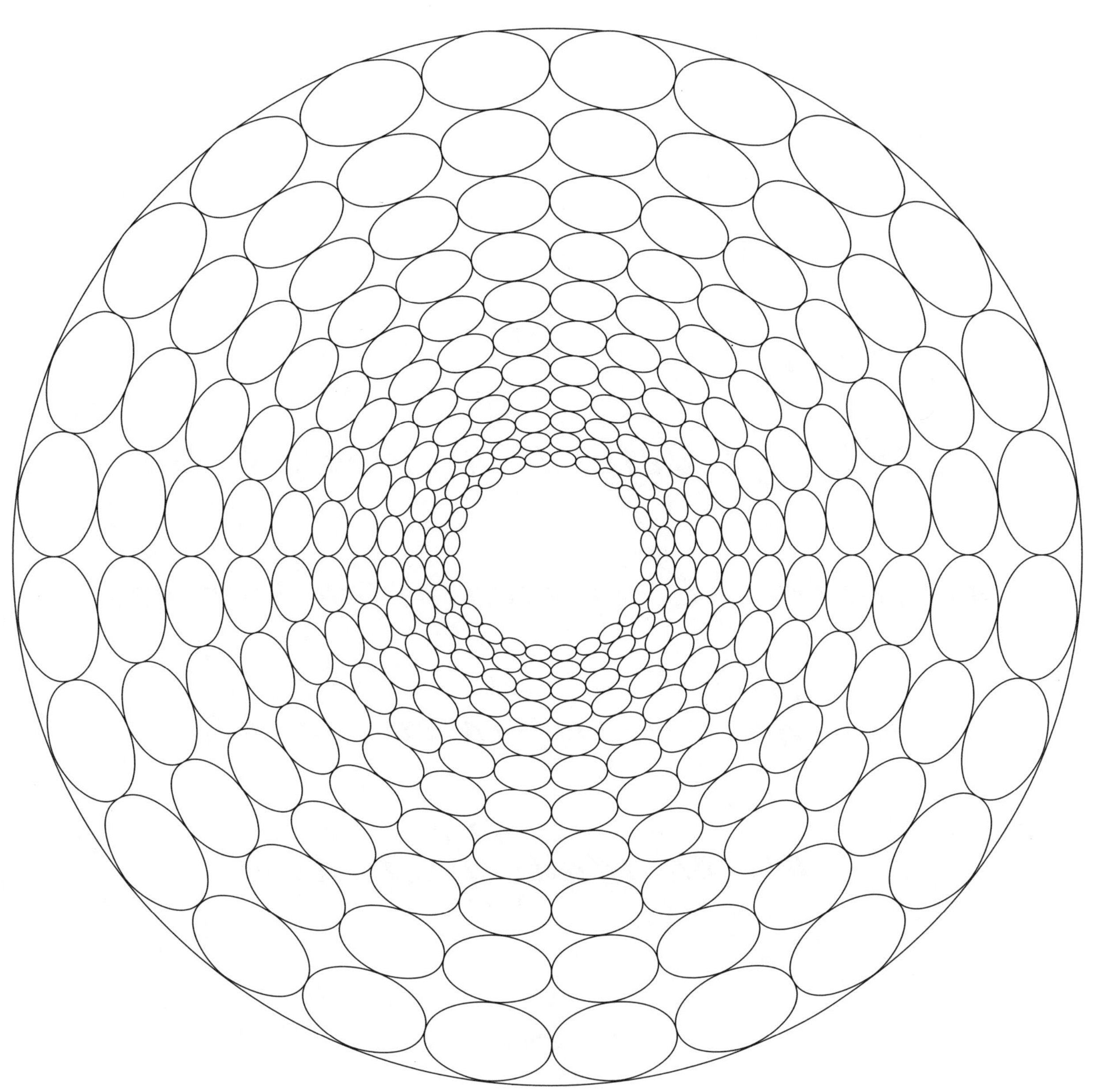

— 7 —

La desgracia termina por amainar. Los vientos no siempre soplan del mismo cuadrante ni con igual fuerza.

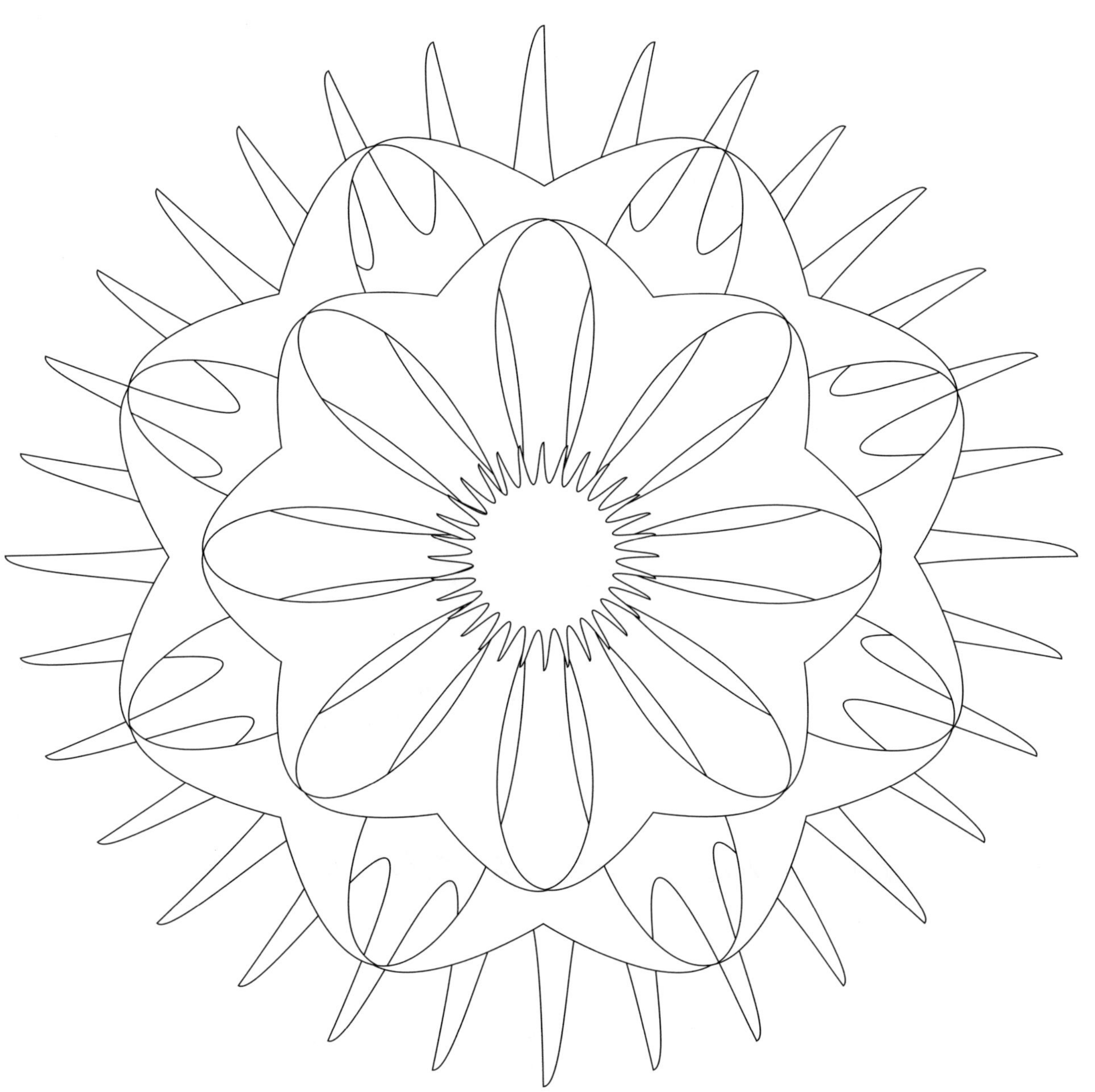

— 8 —

En todo fracaso hay una oportunidad nueva.

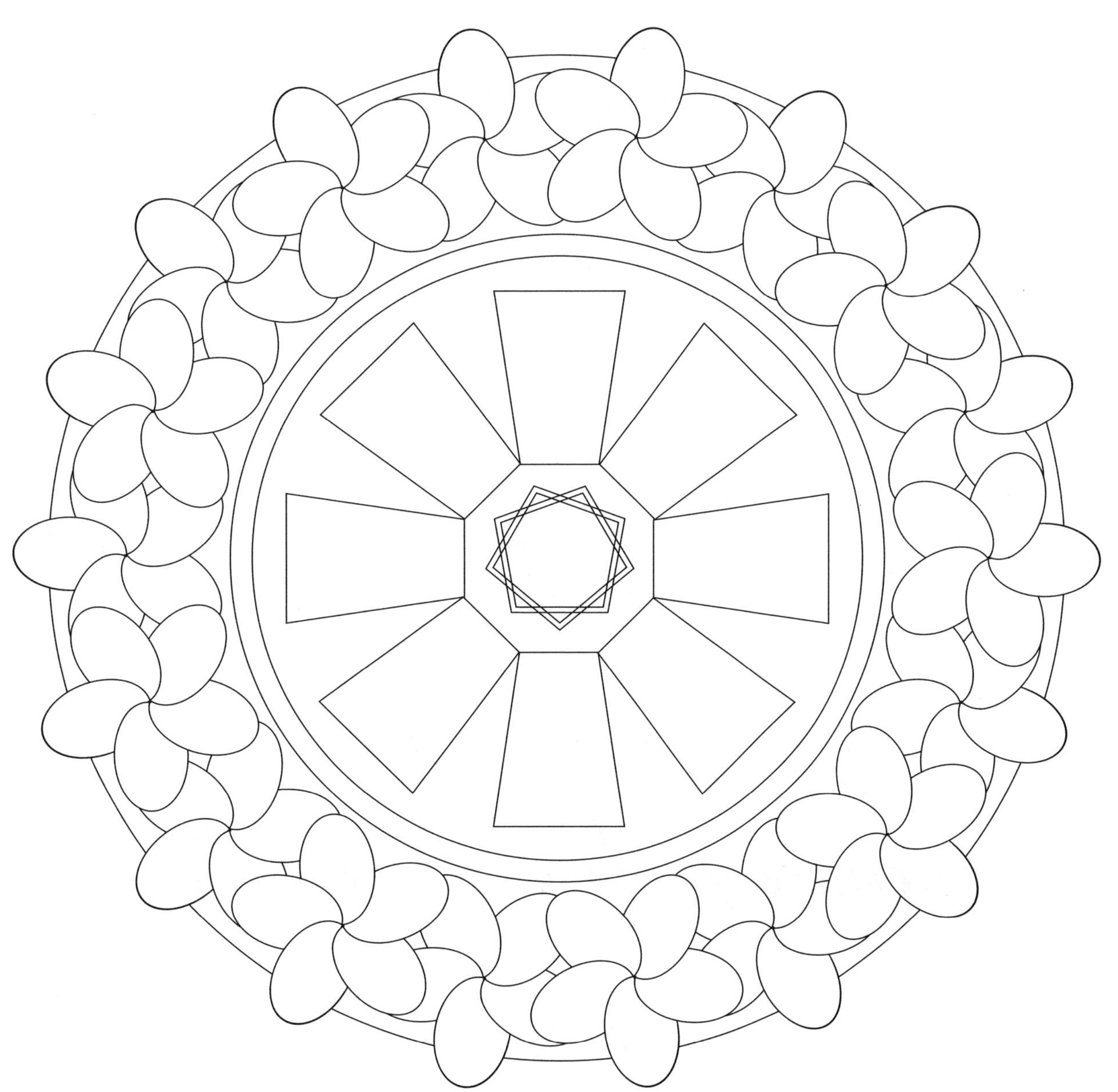

—9—

*Por mucho que pienses
que todo está acabado,
siempre queda una esperanza.*

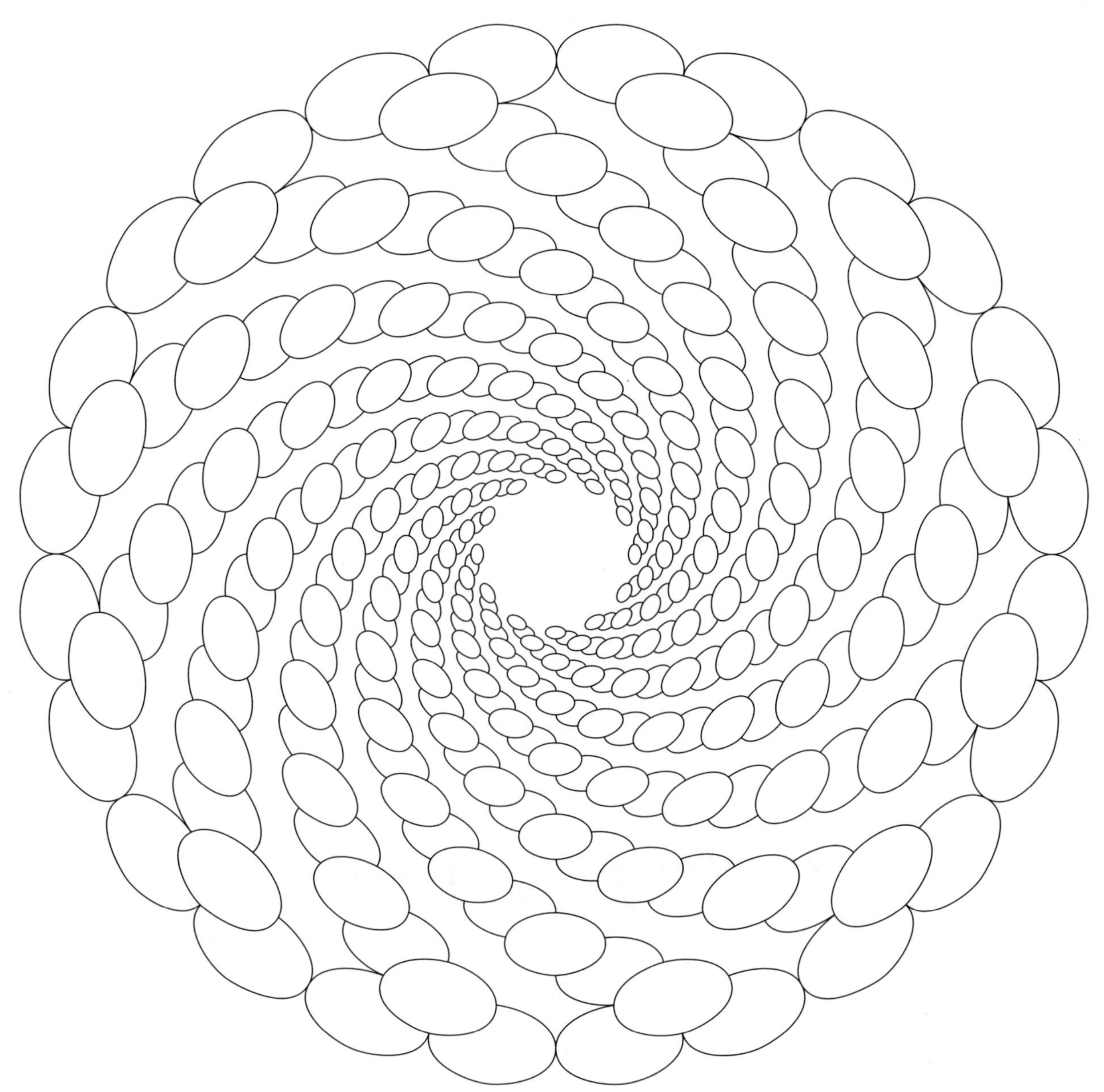

— 10 —

Los que renuncian son más numerosos que los que fracasan.

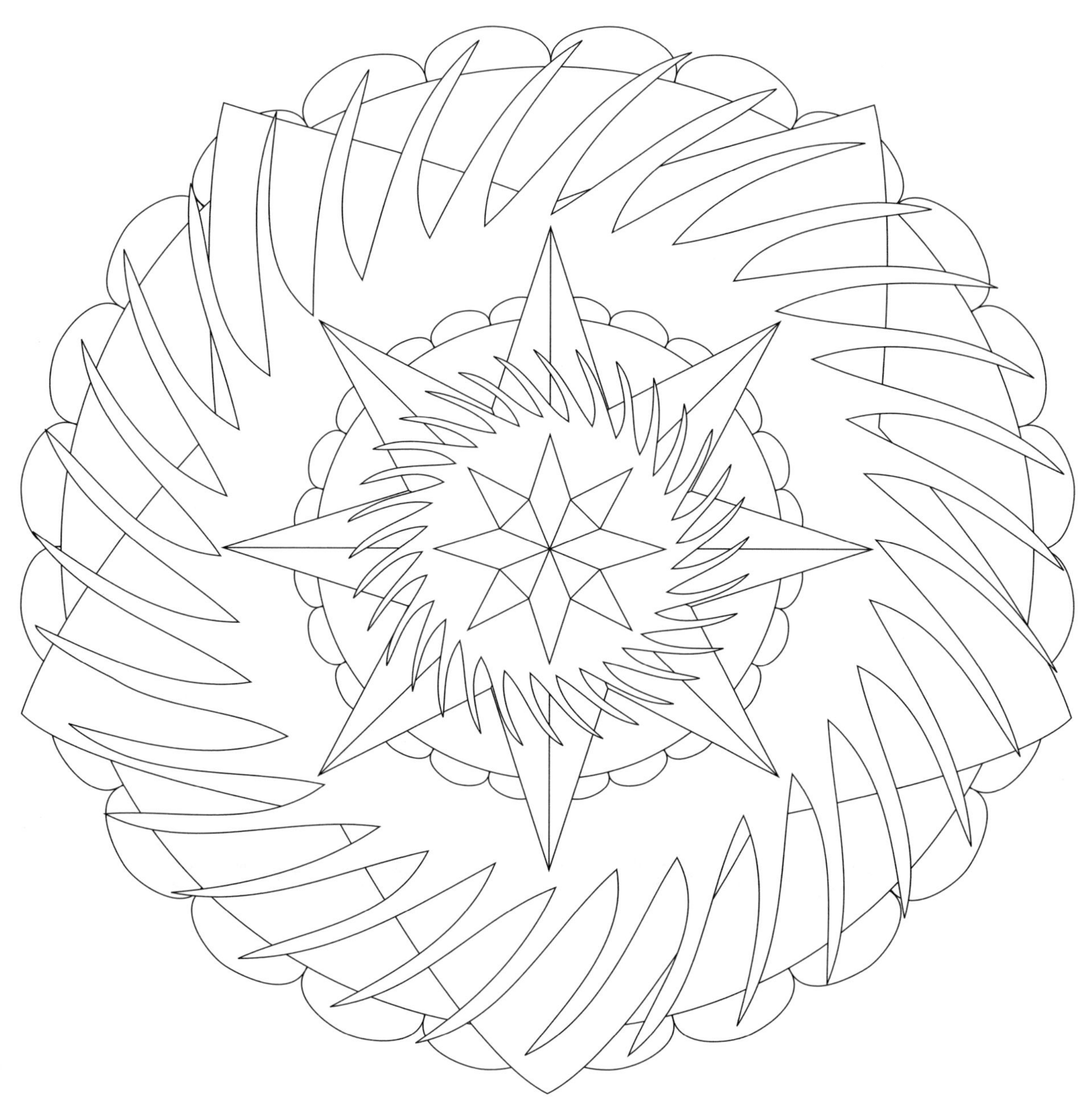

— 11 —

Caer está permitido. ¡Levantarse es obligatorio!

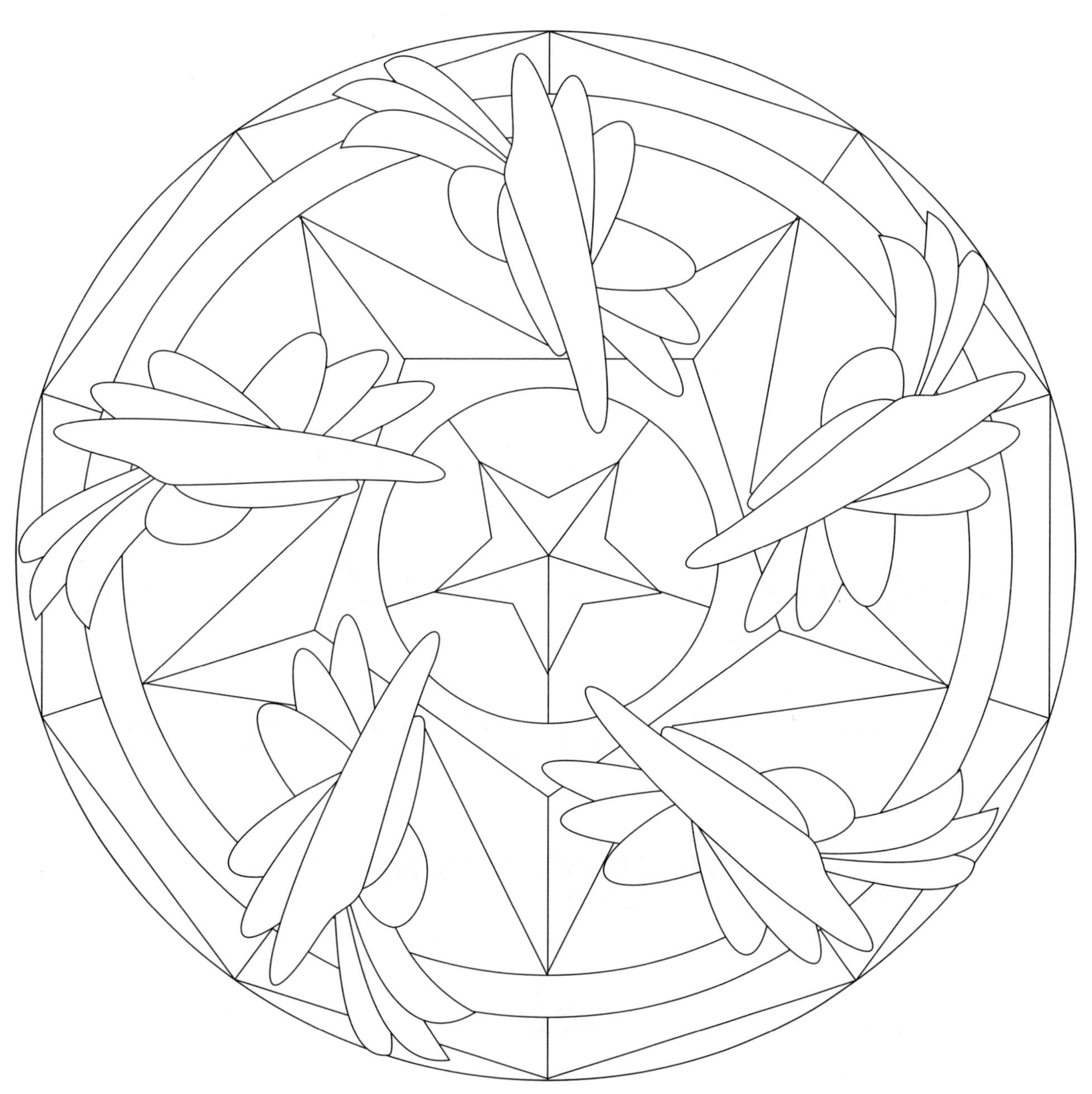

— 12 —

Un fracasado
es alguien que ha cometido un error,
pero no es capaz de convertirlo
en experiencia.

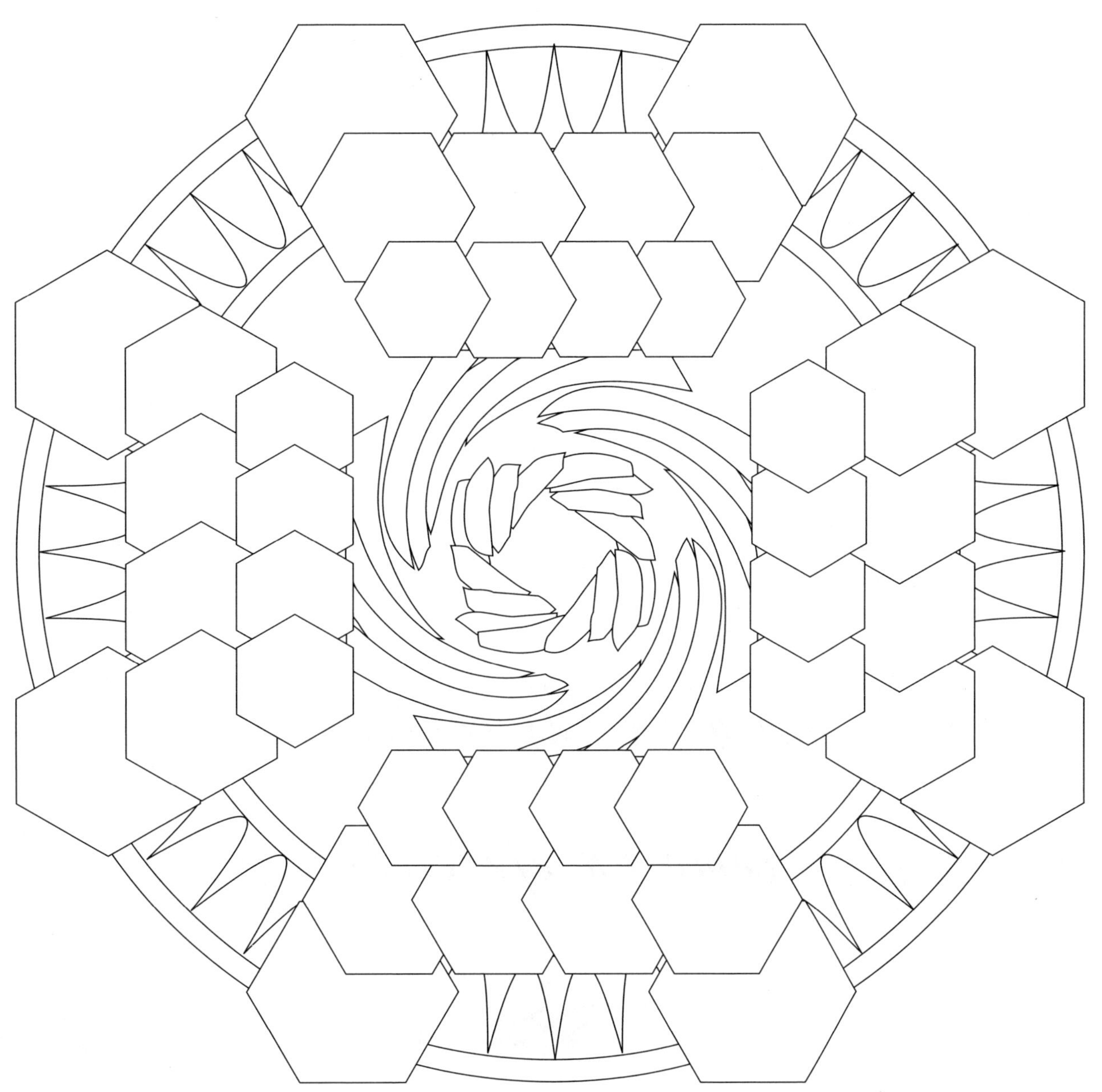

— 13 —

Considera las contrariedades como un ejercicio.

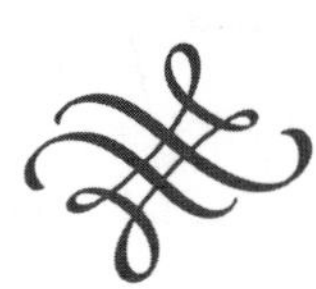

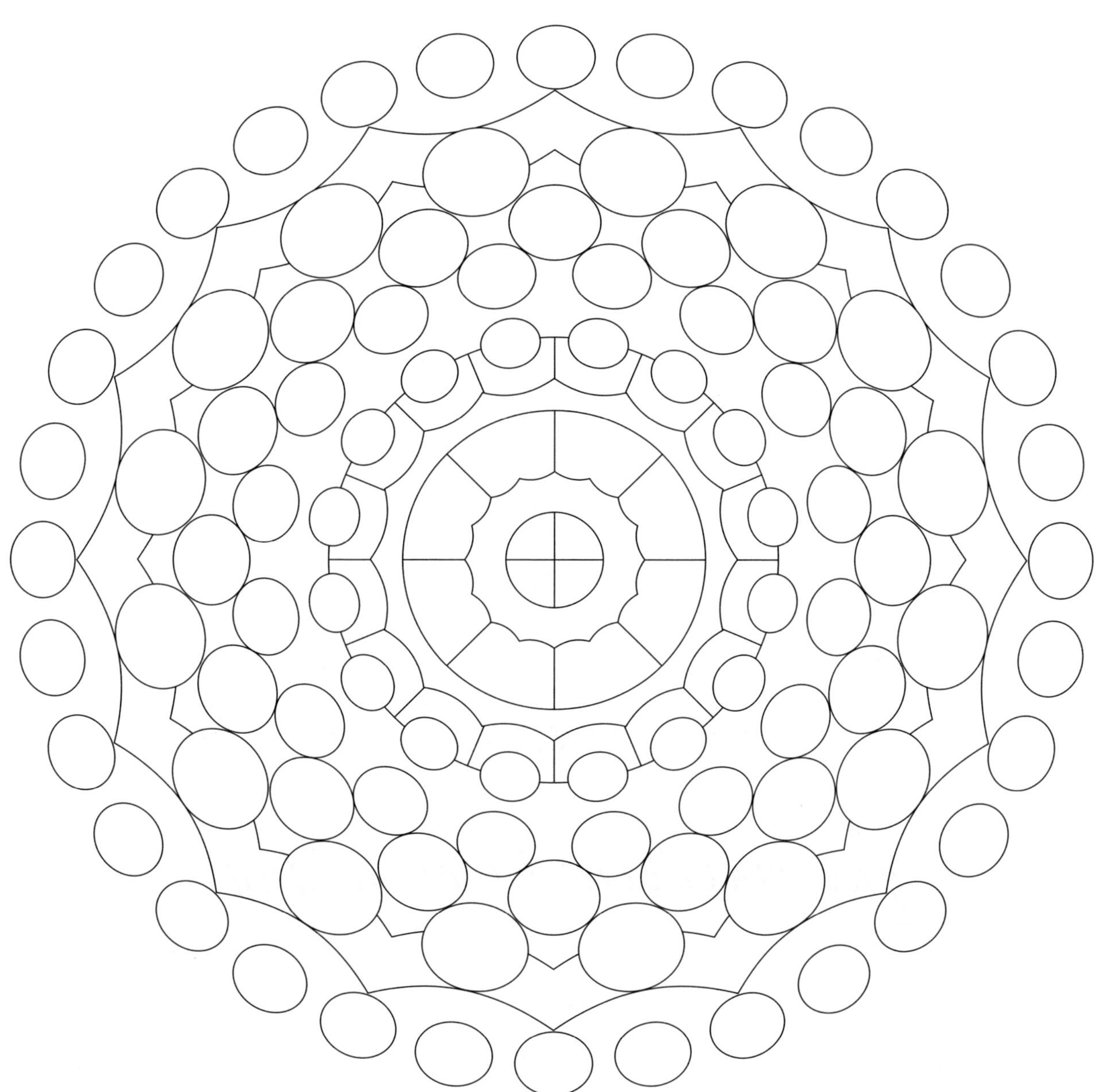

— 14 —

Es mejor encender una luz que maldecir la oscuridad.

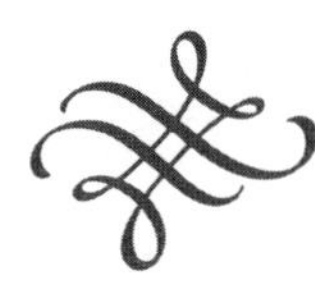

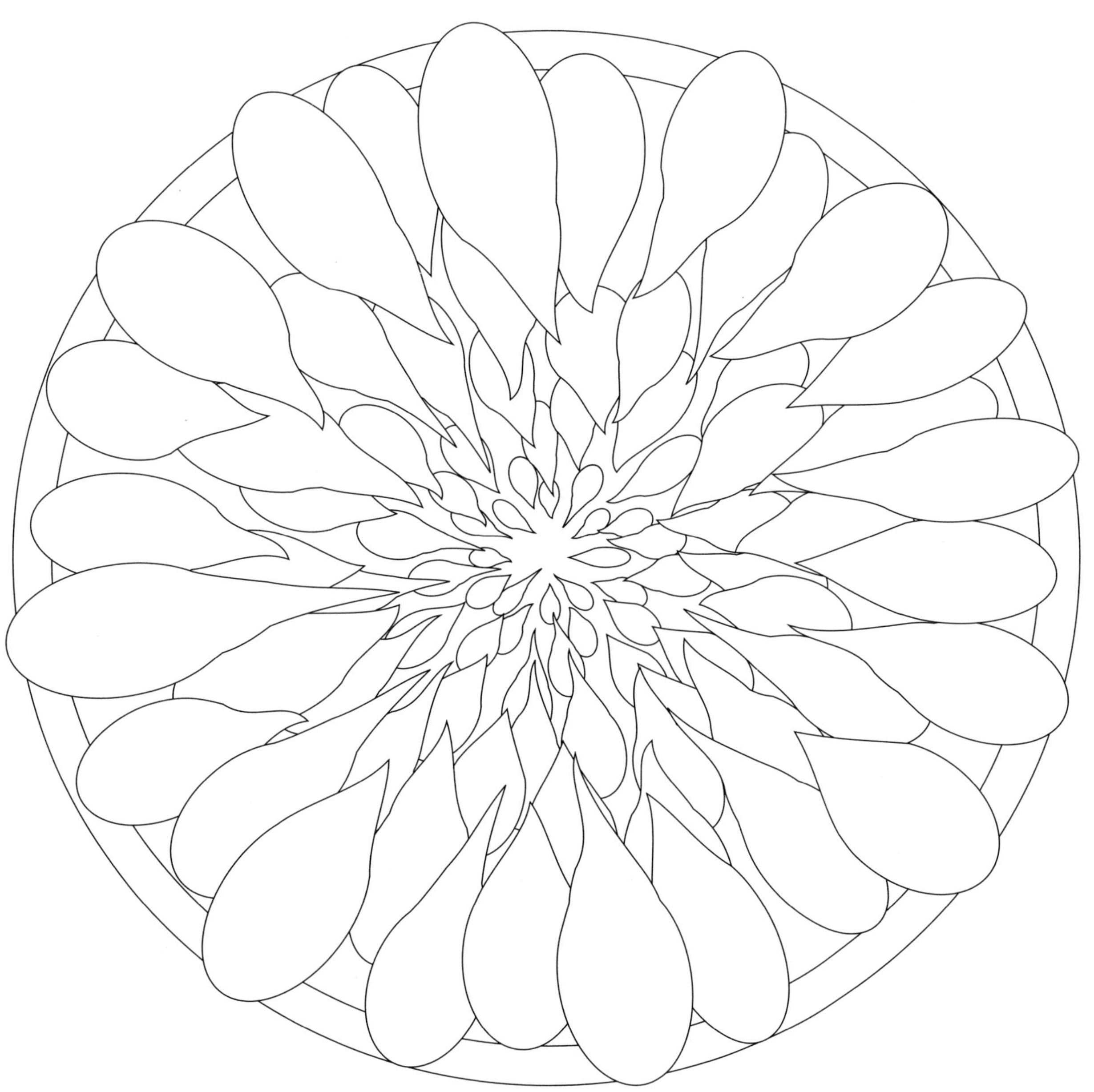

— 15 —

Si caes siete veces, levántate ocho.

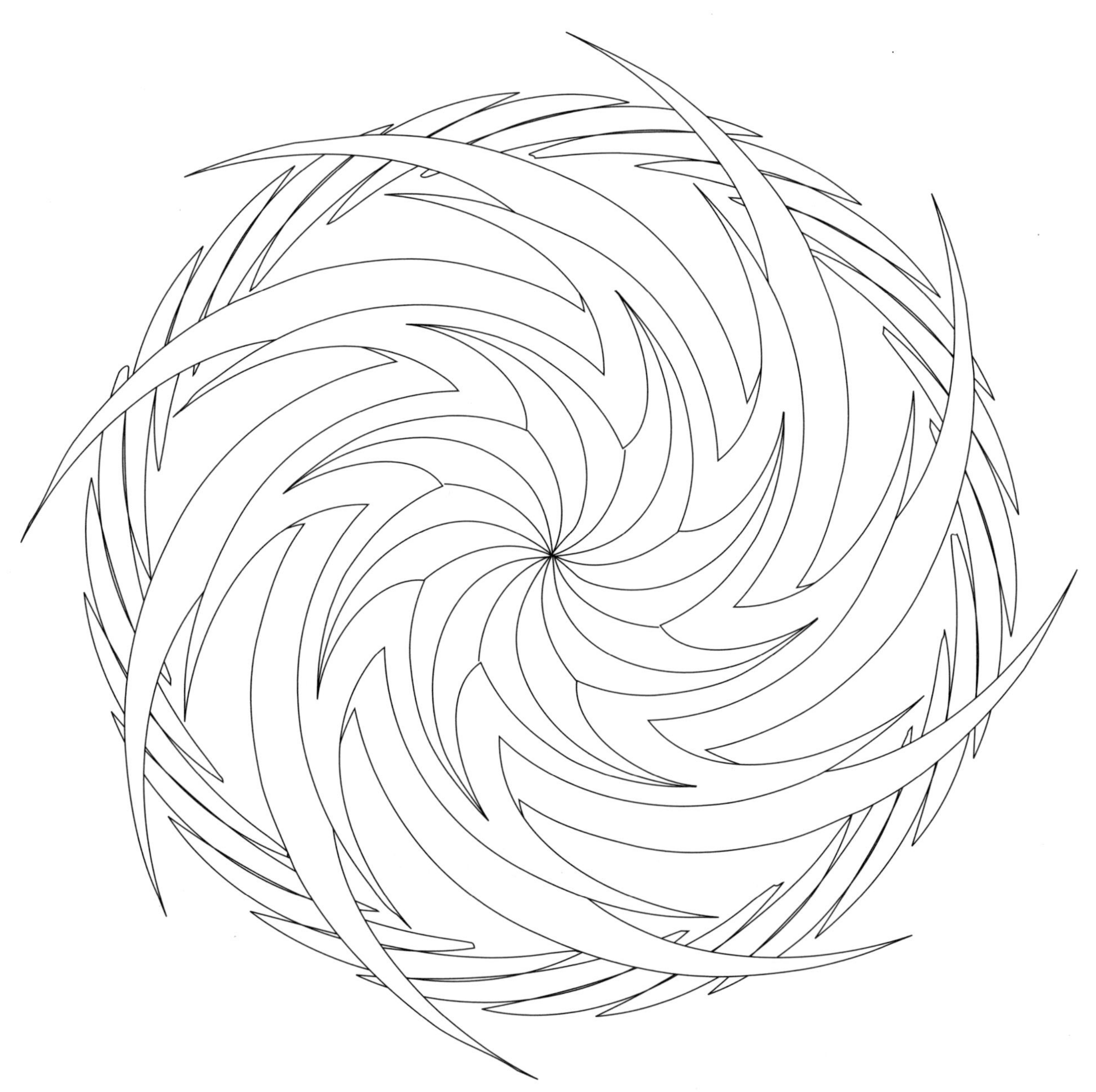

— 16 —

El que teme sufrir, sufre el temor.

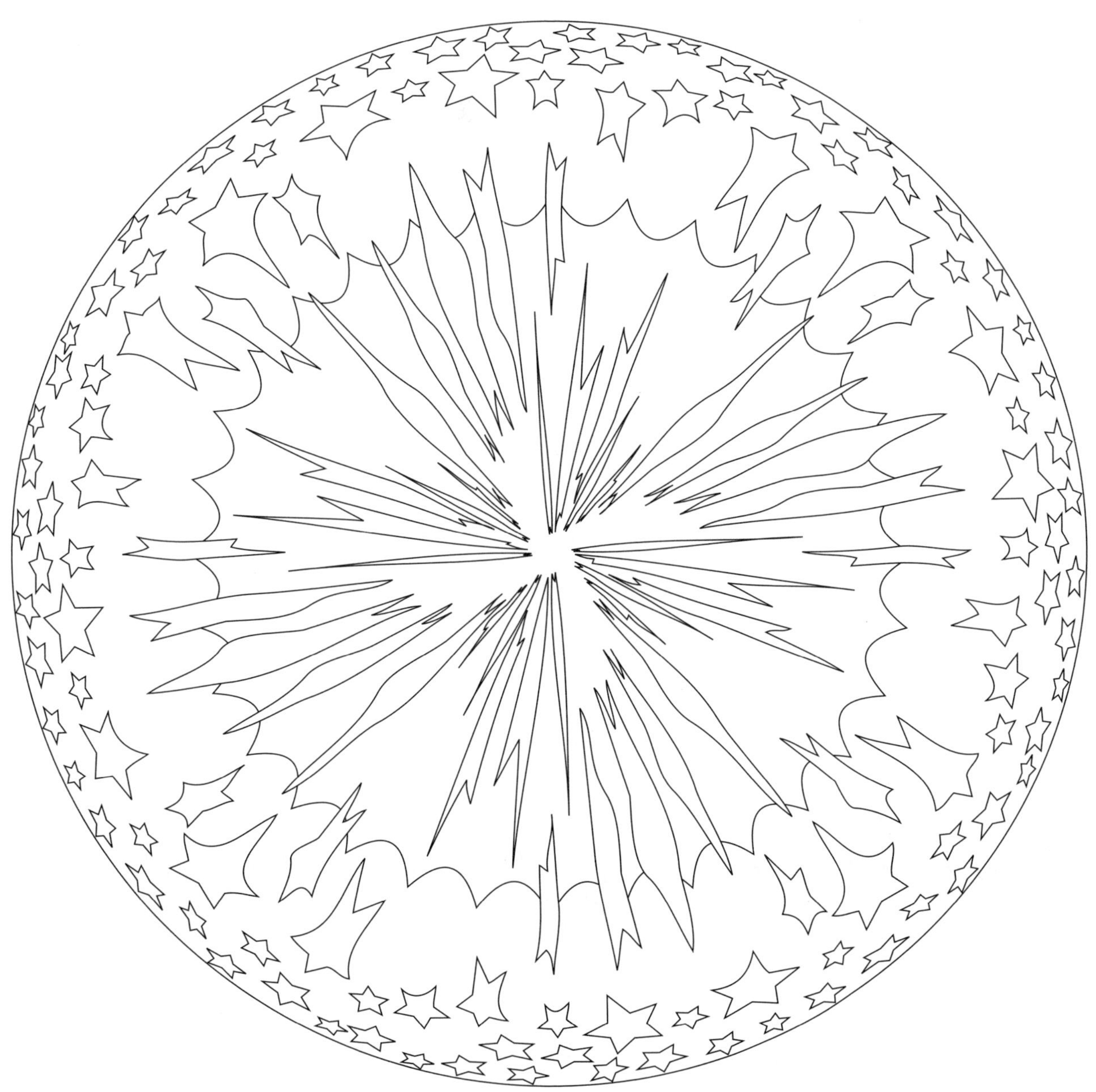

— 17 —

El que quiere
todas las cosas a su gusto,
tendrá muchos disgustos en la vida.

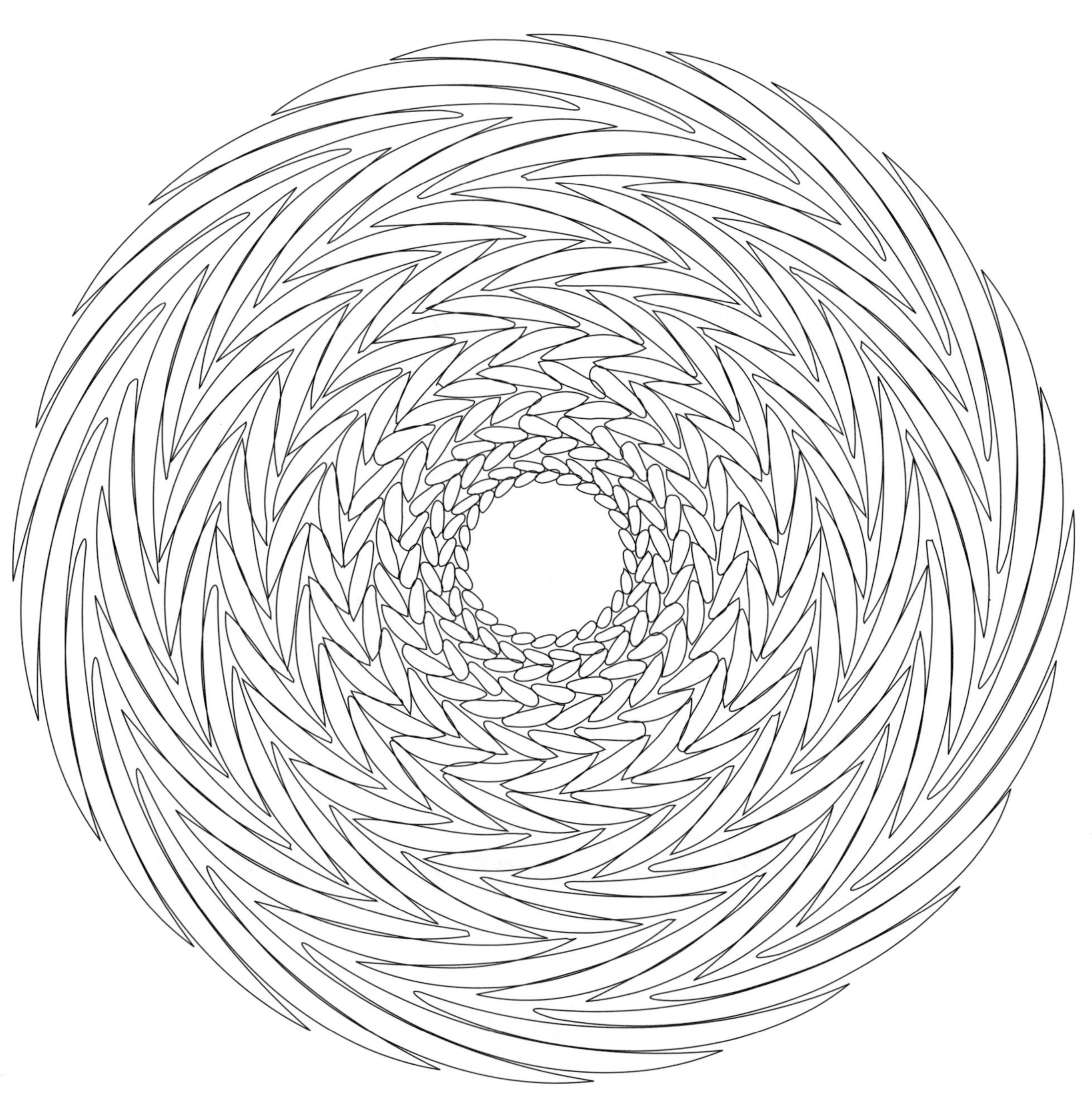

Hemos llegado al final con la representación de un mandala en blanco. Un círculo y un punto central. A partir de cero, crea primero tu mandala y coloréalo después.

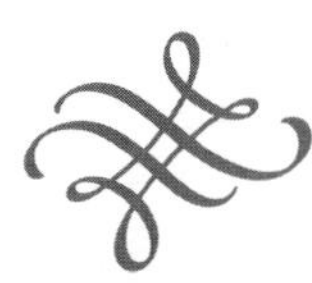

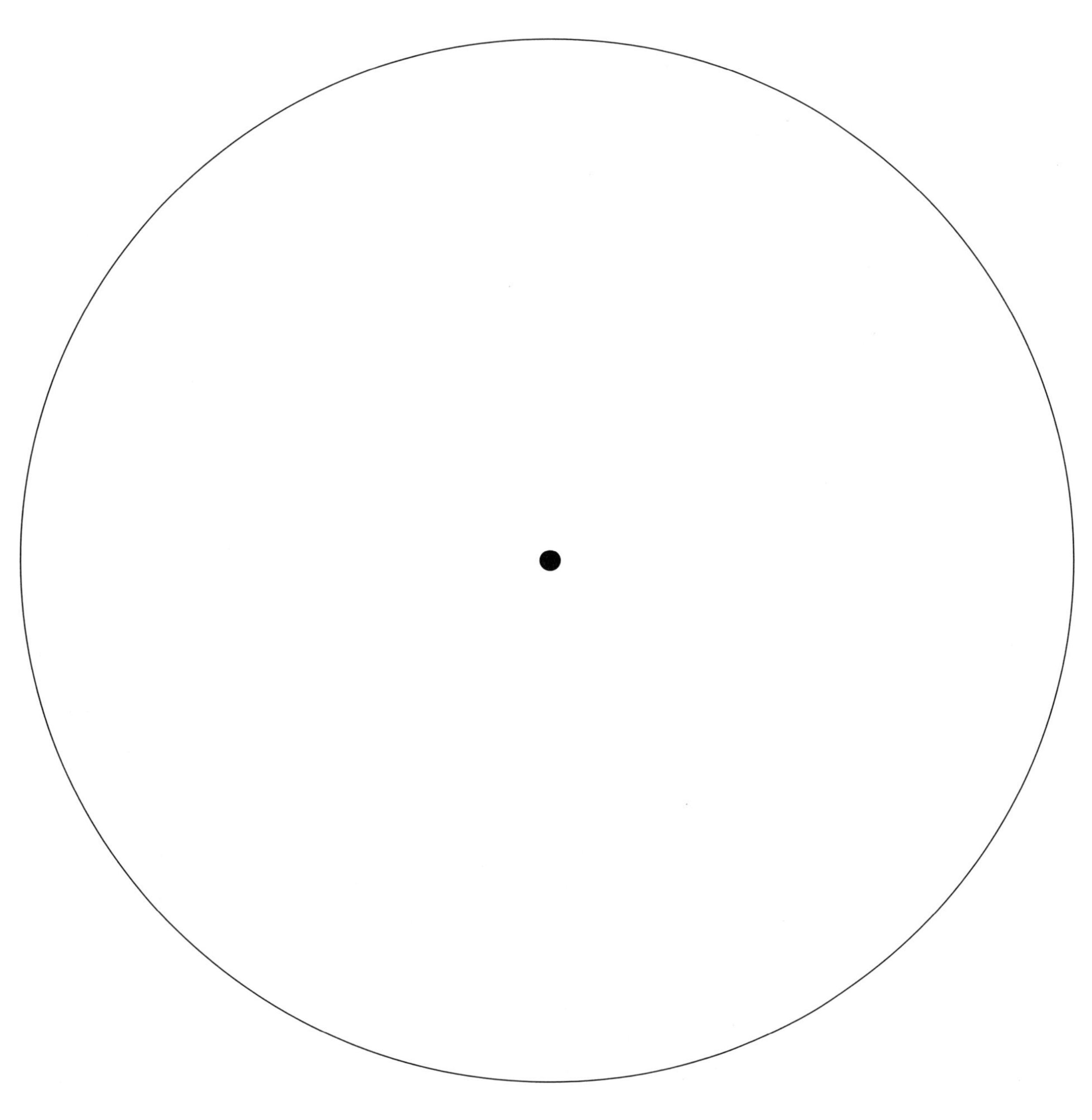